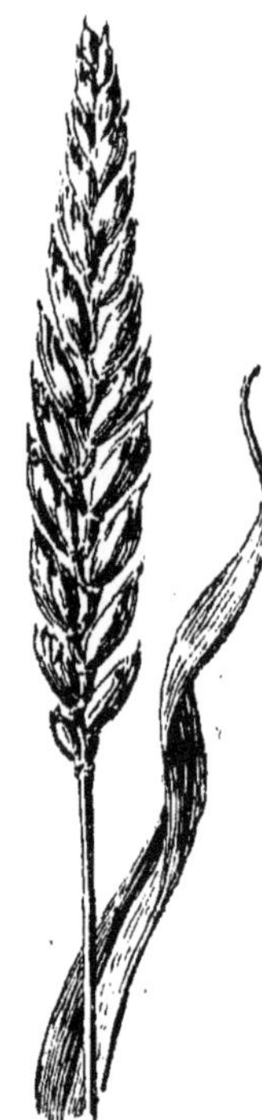

M. LEPRINCE — R. LECOQ

LE BLÉ

et la

PANIFICATION

Préface de M. le Docteur DOLÉRIS
de l'Académie de Médecine

PARIS

VIGOT FRÈRES ÉDITEURS
23, RUE DE L'ÉCOLE-DE-MÉDECINE

1918

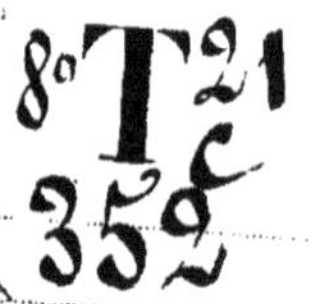

LE BLÉ ET LA PANIFICATION

OUVRAGES DES MÊMES AUTEURS

Vient de paraître :

En Collaboration :

Le Vignoble Orléanais. — Préface de M. le Professeur L. LUTZ (*Editeurs : Vigot Frères à Paris, Jules Loddé à Orléans*).

Pour paraître prochainement :

Guide pratique des Analyses et Expertises chimiques usuelles.

I. — Les Analyses agronomiques.
II. — Les Adjuvants de l'Alimentation.
III. — Les Matières grasses.
IV. — Les Boissons fermentées et distillées.
V. — Les Aliments.

Paru antérieurement :

M. LEPRINCE. — Étude pharmacognosique de l'*Adenium Honghel* et du *Xanthoxylum Ochroxylum* (*Paris, 1914*).

R. LECOQ. — Sur une méthode d'essai des huiles utilisables en savonnerie. Application aux graines oléagineuses des Méliacées (*Vigot Frères, éditeurs, Paris, 1917*).

LE BLÉ

ET LA

PANIFICATION

PAR

Maurice LEPRINCE et Raoul LECOQ
Docteurs en Pharmacie, Licenciés ès-Sciences.

Préface de M. le Docteur DOLÉRIS
de l'Académie de Médecine

Constitution et composition du blé. — Mouture et Panification ancienne. — Panification nouvelle et Méthode Pointe. — Pain bis et Pain blanc, Pain intégral et Pain complet. — Valeur nutritive du pain.

PARIS
VIGOT FRÈRES, ÉDITEURS
23, RUE DE L'ÉCOLE DE MÉDECINE

1918

PRÉFACE

La question du pain a toujours été primordiale parmi les peuples.

Elle est devenue un problème singulièrement ardu pour les belligérants; elle n'est pas moins grave pour les neutres qui se sont trouvés enfermés dans des frontières rendues à peu près infranchissables.

Avec la guerre mondiale et la quasi suppression des transports, les nations se sont trouvées dans les conditions d'isolement et d'improduction, identiques à celles qui, de tout temps, ont créé la disette.

Dans les débuts, toutefois, le blé n'a pas réellement manqué et les difficultés résultèrent moins de l'improduction que de l'impossibilité de transformer les céréales en farine, faute de main-d'œuvre et d'outillage dans les meuneries et, ensuite, de les faire circuler assez opportunément pour en éviter l'avarie.

La prolongation imprévue de la guerre, en amenant l'épuisement des stocks de réserve et en paralysant de plus en plus les transports, a augmenté l'embarras. Sans la maîtrise des mers, les alliés eussent été réduits à la famine; ils n'ont été condamnés qu'à la restriction.

Au milieu de ces difficultés, ce sont surtout les citadins et les bourgeois des campagnes qui ont été affectés. Le paysan, gros ou petit producteur de froment a conservé jusqu'ici une situation priviligiée. Le fait d'avoir récolté sa provision de blé et au delà, d'en avoir pu conserver la jouissance, dans la proportion des besoins de sa famille et de sa ferme, de le pouvoir moudre aux petits moulins locaux, enfin de boulanger son pain et de le cuire au four de la maison, ont permis au cultivateur de ne point connaître la gêne pour ce côté de l'alimentation.

Beaucoup de producteurs cependant, ont souffert de l'impossibilité de faire moudre leurs céréales ou de récupérer en farine le blé confié aux minotiers éloignés.

Toutes ces conditions anormales ont démontré promptement les avantages que l'on pourrait retirer du retour aux coutumes anciennes de la panification familiale à la condition de résoudre le problème de la meunerie d'abord et de simplifier ensuite les procédés habituels de la boulangerie.

Pour manger à sa faim, le Français considère que le pain doit lui fournir la base de ses aliments: il n'arrive pas à le remplacer par des succédanés comme l'Anglais et l'Allemand. L'ouvrier français ne travaille bien qu'avec sa soupe abondante et amplement fournie de pain de froment.

Ce besoin est devenu chez nous instinctif. Il fallait trouver le moyen de le satisfaire; et pour cela, éluder les obstacles créés par la mouture, la pénurie des transports, la manutention en désarroi.

Les procédés anciens de panification devaient

donc être remplacés par d'autres. On ne s'est pas fait faute d'en rechercher durant cette guerre. La nécessité est un merveilleux excitant de l'invention.

La méthode de l'Intendant Pointe réalise une façon d'utiliser directement le blé, sans passer par la mouture, pour arriver rapidement à la confection de la pâte à cuire.

Elle est d'une extrême simplicité.

Le petit ouvrage de MM. Leprince et Lecoq emprunte sa principale originalité à la contribution scientifique que les auteurs ont apportée à l'étude de la transformation directe du blé en pain. Leurs analyses précises, la comparaison qu'ils ont établie entre les méthodes courantes et le procédé Pointe, pour faire ressortir les avantages pratiques de ce dernier, rendent leurs conclusions décisives.

Ils ne sont pas bornés à l'étude de la partie neuve de la question.

Dans cet opuscule, qu'ils m'ont prié de présenter au public, comme ils m'avaient demandé de faire connaître à l'Académie de Médecine les premiers résultats de la méthode, ils ont voulu faire plus.

Ils ont exposé avec la plus parfaite clarté et d'une façon élémentaire et pratique, toute la question du *blé* et du *pain* à l'usage du grand public, qui ignore presque tout des choses qu'il faut connaître en cette matière.

Si l'exposé en est simple et très compréhensible, le fond de l'ouvrage n'en est pas moins scientifique et exact. Ce sont qualités précieuses et rares dont il faut féliciter les auteurs.

Leur manuel sur *Le Blé et la Panification* réalise

un progrès et répond à un besoin. Il n'est pas de fermier, de cultivateur, de chef de famille qui n'en doive apprécier la valeur et l'utilité.

Je suis d'avance convaincu qu'il obtiendra le plein succès qu'il mérite et que je lui souhaite, en signant cette courte préface qui n'ajoutera pas à la notoriété et au mérite des auteurs, déjà fort avantageusement classés dans la science.

A. DOLÉRIS
de l'Académie de Médecine.

INTRODUCTION

La question du blé et la question du pain, qui sont inséparables, ne nous semblent pas avoir été, jusqu'à ce jour, exposées d'une façon à la fois concise et claire. Elles ont suscité des controverses et des polémiques qui ont engendré de longs ouvrages dans lesquels le lecteur inexpérimenté peut difficilement se reconnaître. S'il s'adresse, d'autre part, à des ouvrages anciens, il est rebuté par l'abondance de termes inusités ; enfin s'il consulte des traités de vulgarisation « enfantine » il est déçu par l'emploi d'expressions aussi peu définies et aussi peu scientifiques que possible.

Nous avons cherché à condenser, dans un petit opuscule de format réduit, les questions du blé et du pain, aussi clairement c'est-à-dire aussi scientifiquement que possible. Il est nécessaire, pour envisager un sujet aussi complexe, de se placer successivement aux points de vue botanique, chimique et physiologique. C'est ce que nous avons essayé de faire.

Pour la facilité de l'exposition, ce travail est divisé en quatre chapitres :

I. — Le blé.

II. — La panification indirecte.

III. — La panification directe.

IV. — Les pains divers et leur valeur nutritive.

Nous croyons avoir fait œuvre utile et intéressante, le lecteur jugera si nous avons atteint notre but.

CHAPITRE I

LE BLÉ

Origine. — Le *blé* ou *froment* est une petite plante de la famille des Graminées. Il est fourni par plusieurs espèces du genre *Triticum* dont les plus répandues sont : le froment commun (*T. vulgare*), le froment anglais (*T. turgidum*), le froment dur (*T. durum*), le froment de Pologne (*T. polonicum*) et quelques autres (*T. hybernum*, *T. æstivum*. *T. monococcum*, etc...).

La tige est un *chaume*, c'est-à-dire qu'elle est creuse, avec, de distance en distance, des cloisons correspondant à des nœuds extérieurs. Les feuilles rangées sur deux côtés opposés (distiques) sont engainantes sur la longueur d'un entre-nœud, mais fendues de haut en bas à l'opposé du limbe et pourvues d'une ligule.

L'inflorescence est un *épi* ; de chaque côté de l'axe se trouvent des crans sur lesquels s'insèrent des fleurs groupées par trois où quatre en *épillets*. A la base de chaque épillet il y a deux écailles et deux *glumes* entourant les fleurs; celles-ci se composent toutes de deux *glumelles* enveloppantes, de deux *glumellules* très petites, de trois étamines à anthères médifixes en forme d'X, d'un ovaire globuleux renfermant un seul ovule et terminé par deux longs stigmates effilés et hérissés de poils leur donnant l'aspect de deux fines plumes d'oiseaux.

La fécondation opérée, les glumes et les glumelles se dessèchent, les étamines se flétrissent et l'ovaire se transforme en un fruit sec indéhiscent ou *akène*; mais ici, comme dans toutes les Graminées, les parois du fruit (*péricarpe*) sont soudées à la graine, ce qui lui vaut le nom particulier de *caryopse*. C'est ce fruit qui est désigné vulgairement sous le nom de *grain de blé*, et même de *blé*, par abréviation.

Récolte. — Le blé, dans nos contrées, est semé, suivant les espèces, pendant les mois de novembre et de mars. Il se moissonne vers juillet-août. Quand les épis sont bien mûrs et bien secs, on les coupe à l'aide de *faux* ou de *faucilles*, puis on les réunit en gerbes. Ce travail est fait dans les grandes exploitations à l'aide de *faucheuses-lieuses*.

Le blé est ensuite battu afin d'en séparer le grain. Autrefois on employait des *fléaux*, formés de deux pièces de bois réunies par des bandelettes de cuir, ou une grosse pierre appelée *cylindre* qu'on faisait passer dessus. Aujourd'hui la séparation se fait mécaniquement à l'aide de machines à vapeur nommées *batteuses*. Le grain est vanné au moyen d'un *tarare*, pour en séparer la plupart des graines étrangères, des débris de paille et des petites pierres, puis ensaché.

Le blé donne en général :

72,5 p. 100 de paille.
27,5 p. 100 de grain.

La *paille*, en dehors de ses nombreux emplois industriels est utilisée, mélangée à l'avoine, pour la nourriture des chevaux. Le *grain*, convenablement préparé, sert de base pour l'alimentation humaine. Les *criblures* sont composées de petit blé et de graines étrangères fournies par les plantes qui croissent ordinairement dans les champs (coquelicot, nielle, moutarde, renoncule, vesce, etc..); cuites dans l'eau à l'ébullition, elles constituent un bon aliment pour le bétail.

Composition chimique. — L'analyse chimique de deux blés de provenance différente nous a donné les résultats suivants :

Composition du grain de blé.

	1	2
	p. 100	p. 100
Humidité	12,26	13,38
Cendres	1,82	1,67
Phosphates en P^2O^5	0,27	0,32
Matières grasses.	1,64	1,64
Matières hydrocarbonées saccharifiables (en amidon).	66,00	64,28
Matières protéiques	9,56	10,75
Azote total	1,53	1,72
Gluten desséché	8,08	8,07

La teneur en azote est très variable avec les différentes sortes, elle oscille entre 1 gr. et 2 gr. 50 p. 100.

Variétés. — Les diverses espèces de blé ont produit, suivant le sol, la culture et le climat, de nombreuses variétés qui peuvent être classées en trois catégories désignées sous les noms de blés *durs*, *demi-durs* et *tendres*.

Les *blés durs* sont récoltés dans les pays chauds, ce sont les plus riches en gluten et en autres principes azotés; ils se reconnaissent à leur aspect corné, leur demi-transparence et leur consistance dure et régulière dans toute l'épaisseur. Ils se distinguent des autres par leur faible hydratation, et la ténuité de leur enveloppe, pèsent 80 à 83 kilos l'hectolitre et donnent à la mouture un rendement qui peut varier de 80 à 88 p. 100.

Les *blés demi-durs* ou *mitadins* sont récoltés dans le midi et dans une partie de l'est de la France. Ils sont moins consistants, demi-transparents dans la partie extérieure, mais d'apparence farineuse dans la partie centrale. Ils pèsent 78 à 80 kilos à l'hectolitre et donnent 75 à 80 p. 100 de farine.

Les *blés tendres* cultivés dans le nord et le centre de la France, en Angleterre et en Russie, sont moins riches en principes azotés, d'aspect plus farineux que les autres. Ils sont légers, ne pèsent guère que 75 kilos à l'hectolitre.

Plus riches en enveloppes, ils ne donnent pas plus de 70 à 75 p. 100 de farine.

Caractères macroscopiques. — Le *grain de blé* (voir figure 1) est ovale, arrondi à ses deux extrémités qui sont inégales et de grosseur variable. Sa face dorsale est convexe et porte à sa partie inférieure une légère dépression correspondant à l'embryon ; sa face ventrale présente un

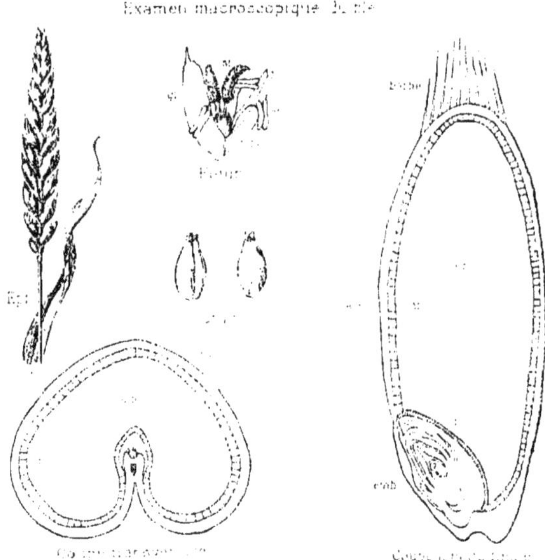

Fig. 1.

sillon longitudinal (*rainure*) assez profond et largement ouvert.

Ainsi que nous l'avons déjà fait remarquer, ce n'est pas une graine, au sens propre du mot, mais *un fruit contenant sa graine*. Celle-ci est constituée par une *amande* et un *tégument séminal*. C'est l'ensemble formé par ce tégument et le péricarpe qu'on appelle *enveloppe* du blé (env). Cette enveloppe porte à son extrémité supérieure un pinceau de poils soyeux (vestige des stigmates) appelé *barbe* ou *brosse*. *L'amande* se compose d'un embryon et d'un albumen séparés par une assise digestive (ad).

L'*albumen* (alb) n'est autre chose que l'aliment de réserve que doit trouver l'embryon au moment de la germination. Il est constitué par des grains d'amidon logés dans un réseau de *gluten* qui va en s'amincissant vers le centre. La partie interne est la plus tendre, elle fournit une farine très blanche mais pauvre en gluten (*fleur*); la zone moyenne est moins blanche mais plus riche en éléments azotés, elle donne la farine ordinaire (*gruau blanc*); la dernière portion est celle qui contient le plus de gluten, elle apparaît plus colorée et donne des farines bises (*gruau gris*). Ce noyau farineux est bordé à sa périphérie par une assise dite *protéique*, riche en aleurone. C'est dans cette couche de cellules et dans l'assise digestive que se trouvent les diastases destinées à rendre assimilables ces réserves; Mège-Mouriès, qui le premier les isola, leur a donné, en bloc, le nom de *céréaline*. D'après des travaux plus récents, on sait qu'il faut considérer cette céréaline comme formée par la réunion de deux *diastases* : l'une oxydante, l'autre hydrolysante (amylase).

L'*embryon* ou *germe* se décompose en *gemmule* (g) *tigelle* et *radicule* (r) qui représentent en petit les éléments de la plante future; il est recouvert d'une sorte d'écusson ou *scutellum* correspondant au *cotylédon* (ct) peu développé.

Caractères histologiques. — Au microscope, les sections transversales et longitudinales du grain de blé, ainsi que l'examen de coupes tangentielles minces, montrent (voir figures 2 et 3) :

1° Le *péricarpe* formé de plusieurs assises. L'*épiderme* ou *épicarpe* (ep) est composé de cellules tabulaires allongées parallèlement au grand axe du fruit. Les parois latérales sont fortement épaissies et portent des ponctuations très apparentes; les parois transversales sont beaucoup plus minces, mais également ponctuées. Vers l'extrémité supérieure, ces cellules deviennent irrégulièrement polygonales;

entre elles, s'insèrent de longs poils uni-cellulaires qui constituent la *barbe* du grain. Le *mésocarpe* ou *hypoderme* (hyp) comprend plusieurs couches de cellules anologues. Vient ensuite une assise de cellules dites *transverses* (tr). Elles sont fortement allongées dans la direction tangentielle et légèrement arrondies sur les angles ; leurs parois sont plus minces que celles des précédentes et les ponc-

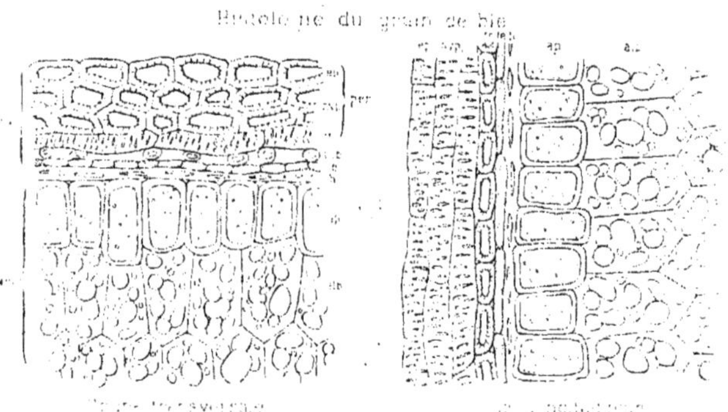

Fig. 2. — Ainsi que nous le signalons, la présence de l'assise tubulaire n'est pas constante dans toutes les parties du grain de blé ; elle manque, dans la coupe longitudinale que nous donnons.

tuations sont plus régulières dans leur disposition. On découvre contre la face interne de cette couche des cellules *tubulaires* (tub) plus ou moins nombreuses et plus ou moins soudées entre elles qui constituent l'*endocarpe* : leur présence n'est pas constante sur toute la surface du fruit. En coupe transversale, ces cellules se présentent sous forme de petits cercles à parois peu épaisses.

2° *L'enveloppe proprement dite de la graine* comprenant le tégument externe et la couche hyaline. Le *tégument externe* (te) est composé de cellules beaucoup plus longues que larges, à parois minces, étroitement appliquées l'une contre l'autre et fortement colorées en jaune. La *couche hyaline* (h) représente les restes du *nucelle* ; elle est formée de cellules à lumen linéaire très rétréci, à parois latérales minces et ondulées.

3° *L'albumen* composé de l'assise protéique externe et du noyau amylacé. *L'assise protéique* (ap) ou couche à *aleurone* est formée d'une rangée de cellules apparaissant rectangulaires en coupe et présentant de face cinq à six côtés. Ces cellules sont appelées à tort par divers auteurs

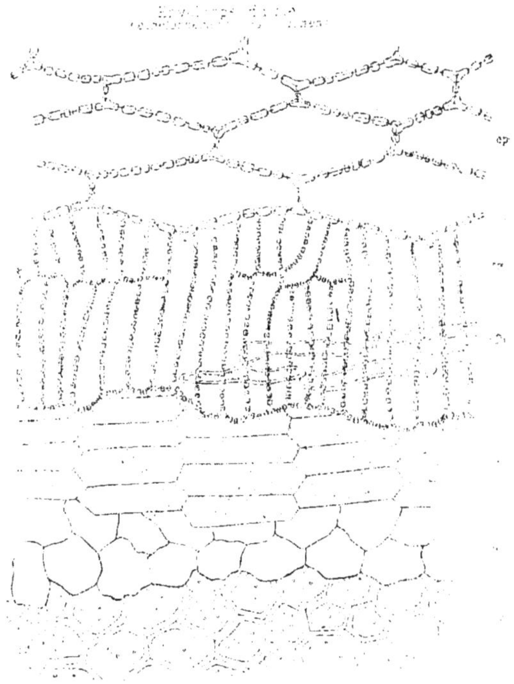

Fig. 3.

tégument de la graine ou cellules à gluten ; elles contiennent seulement de nombreux grains d'aleurone agglomérés dans un réseau protoplasmique huileux et des diastases (*céréaline*). En dessous se trouvent les premières assises du *noyau amylacé* (alb) constitué par des cellules polygonales irrégulières remplies de grains d'amidon enchassés dans une matière granuleuse azotée qui n'est autre que le gluten; abondant à la périphérie, il diminue notablement au fur et à mesure qu'on se dirige vers le centre.

Emploi. — Le grain de blé que nous venons d'apprendre à connaître est destiné à la nourriture de l'homme; on le transforme pour cela en *pains* dont le rôle est bien connu et accessoirement en *farines* destinées à la préparation de bouillies et de sauces et en *pâtes alimentaires*. Mais il est nécessaire auparavant de séparer aussi complètement que possible *l'enveloppe* ou *son* — produit de déchet pour l'homme, qui est réservé pour l'alimentation du bétail — de *l'amande* proprement dite; c'est ce qu'ont cherché à faire et à perfectionner les générations humaines depuis plus de 2.000 ans.

CHAPITRE II

PANIFICATION INDIRECTE

Le blé, tel qu'il est récolté, n'est pas entièrement, ni directement utilisable. Le travail, qui consiste à transformer le grain en pain, porte le nom de *panification*. Il se fait soit à partir du grain de blé (*panification directe*) soit en passant par l'intermédiaire farine (*panification indirecte*). Dans tous les cas, il comporte trois opérations :

Le broyage du grain et l'extraction du son.

La préparation de la pâte.

La transformation en pain.

Historique. — Il est impossible de fixer l'époque à laquelle on a commencé à faire du pain : il serait nécessaire pour cela de remonter dans la nuit des temps, ainsi que le prouve le culte ancien rendu à CÉRÈS, déesse des moissons.

Le pain est à la base de la civilisation ; celle-ci n'a pu se développer normalement qu'à partir du moment où les peuplades nomades commencèrent à se fixer au sol pour un temps plus ou moins considérable.

MOÏSE, 1.500 ans avant Jésus-Christ, connaissait l'emploi du levain puisqu'il défendit aux Israélites pendant la Pâque l'usage du pain fermenté (*Exode* XII et XIII) en mémoire de leur sortie d'Egypte : sortie si précipitée que le peuple dut emporter sa pâte avant qu'elle fût levée, dans les corbeilles qui la contenaient, et la faire cuire sous forme de galette.

Les Egyptiens et les Grecs étaient des familiers de la culture des céréales et depuis longtemps se servaient des moulins à bras; à cette époque les Romains ne savaient point encore moudre le blé. Ce fut seulement en l'an 168 avant Jésus-Christ que ces derniers firent venir des Grecs expérimentés; jusque-là, ils avaient coutume de piler le grain, aussi donnait-on le nom de *pistores* aux boulangers et celui de *pistrina* aux lieux où l'on faisait la manutention du pain.

Moulins à meules. — Les premiers *moulins à bras* se composaient d'une *meule gisante* (*meta*), conique, pourvue d'un pivot de fer à sa partie supérieure sur laquelle s'emboitait une *meule courante* ou *volante* (*catillus*) ayant à peu près la forme d'un sablier; deux barres de fer perpendiculaires à l'axe permettaient d'actionner cette meule. Le blé, versé par le haut, tombait dans l'étranglement, passait entre les parois des deux cônes en contact et était écrasé; la farine était reçue à la base de la meule gisante.

Les *moulins à eau* marquèrent déjà un certain progrès dans l'emploi de la force motrice; il prirent naissance probablement en Asie-Mineure; introduits en Italie du temps de César, ils n'apparurent en France qu'à la fin du VIIIe siècle. Ces machines, pendant le Moyen-Age, dépendaient de châteaux ou d'abbayes isolés et les habitants étaient obligés, dans une certaine étendue du territoire, d'y venir moudre leur blé; certains même étaient fortifiés et les organes essentiels protégés par de grosses pièces de maçonnerie.

Le dispositif est le suivant : une grande roue à ailerons est entrainée par un courant d'eau. Celle-ci commande une roue verticale à dents perpendiculaires nommée *hérisson* qui transmet le mouvement à la meule courante à l'aide d'une roue intermédiaire, ajourée, horizontale appelée vulgairement *lanterne*.

Les meules sont *cylindriques*; l'axe moteur ou *gros-fer* traverse le *boîtard*, pièce de fonte scellée au plâtre dans le trou central (*œillard*) de la meule gisante, pour actionner l'autre meule qui est pourvue d'un trou central par où le blé se déverse. Les faces planes en contact portent des *sillons* disposés généralement non pas suivant le sens des rayons, mais suivant des tangentes au trou central; leur profondeur est d'environ 6 millimètres à l'origine, c'est-à-dire vers le centre, et de 3 millimètres seulement aux approches de la circonférence. Ces sillons sont séparés entre eux par des surfaces planes ou *portants*; ils sont creusés dans la pierre et présentent, en section tangentielle, une face inclinée appelée *rampant* et une face verticale. Les sillons des deux meules opposées sont en regard et peuvent se superposer, mais la face verticale de l'un correspond au début de la face inclinée de l'autre; l'espace compris entre les deux est donc une sorte de tube à section parallélipipédique où se loge le grain. Quand la meule est en mouvement, le sens de la rotation est tel que le grain ne bute pas sur la face verticale mais est entraîné par le rampant, l'espace se rétrécit et le blé s'écrase.

Le travail des meules peut se conduire de deux façons différentes : ou bien elles sont très rapprochées (*mouture basse*) et on obtient d'un seul coup la presque totalité de la farine, ou bien elles sont d'abord assez éloignées puis rapprochées peu à peu, de façon à terminer la mouture en plusieurs opérations (*mouture haute*); cette manière d'opérer est la meilleure. Au moyen des meules écartées, on commence par écorcer le blé et on détache les gruaux en produisant le moins possible de farine. Ces produits sont séparés par passage à travers les diverses soies d'un blutoir; le son et la farine première sont mis à part et les gruaux sont traités de nouveau par la meule. L'ensemble des déchets porte le nom *d'issues*. Une *partie de l'enveloppe et du germe sont, par ce procédé, réduits à l'état de fragments assez menus pour passer dans la farine.*

On peut obtenir ainsi en employant de bons blés :

	p. 100
Farines blanches.	58,5
Farines bises.	19
Issues, déchets et perte.	22,5

Ces divers produits sont répartis de la façon suivante :

	p. 100
Farine fleur	20
Farine de gruaux n° 1	20
Farine de gruaux n° 2	6,5
Farine première et farine dite blanche.	12
Farine bise	19
Remoulage.	7,5
Recoupe.	6,5
Gros son	6
Déchets et perte	2,5

Les anciennes meules étaient formées d'un seul ou de deux blocs de pierre meulière (variété de quartz silex); elles furent peu à peu remplacées par des agglomérats de petites meules maintenues par une couche de plâtre et des cercles de fer.

Les *moulins à vent* semblent être d'origine orientale et plus récente, ils firent leur première apparition en France vers le XIe siècle. Le mécanisme est analogue au précédent, mais l'axe de la roue dentée est animé d'un mouvement de rotation grâce à la présence d'un volant composé de quatre bras ou *ailes* que fait tourner le vent. L'enveloppe de ce moulin, encore appelée *cage*, peut être mobile autour d'un axe vertical, par l'intermédiaire duquel il repose sur son support, de façon à placer les ailes dans la direction du vent.

Plus récemment, on a utilisé la force motrice des *machines à vapeur* ou *électriques*.

Minoteries à cylindres. — La meunerie a subi dans les dernières années du XIXe siècle des transformations profondes; aux pierres meulières qui agissent par frottement, furent rapidement substitués des *cylindres* en fonte et en acier. Actionné par de puissantes machines l'antique moulin fut mué en une véritable usine.

Le grain, d'abord *nettoyé* à l'aide d'appareils basés sur des principes divers (criblage, brossage, ventilation, etc...), est soumis à l'action d'une série de cylindres. Les deux premiers sont en fonte durcie et munis de cannelures hélicoïdales inclinées de 15 degrés environ sur la génératrice ; ils tournent en sens contraire avec des vitesses différentielles. L'un d'eux est maintenu par des paliers fixes, l'autre repose sur des paliers mobiles, de telle sorte qu'il peut à volonté être éloigné ou approché du premier. Le *cylindre rapide* tourne avec une vitesse de 300 tours et le *cylindre lent* marche trois fois moins vite. C'est en passant dans l'intervalle compris entre les faces verticales tangentielles de ces cylindres que le grain se trouve écrasé.

Au premier passage (*cylindres fendeurs* ou *dégermeurs*), le grain comprimé se fend suivant le sillon, ligne de moindre résitance ; il *laisse échapper le germe en entier* qui peut être facilement enlevé en même temps que la poussière entraînée.

Au second passage et aux suivants, qui sont au nombre de 5 à 6, les cylindres (*broyeurs*) sont peu à peu rapprochés ; c'est donc une *mouture haute* conduite de façon à n'obtenir que peu de *farine* et beaucoup de *gruaux* ou semoules. Les produits de la mouture sont dirigés dans des *bluteries* qui tamisent la farine. La partie restante est soumise à l'action énergique des *sasseurs* qui séparent le son. Les gruaux ainsi obtenus sont écrasés dans des cylindres lisses en acier, auxquels on donne le nom de *convertisseurs*.

Avec de bons blés il est possible d'obtenir :

	p. 100
Farines blanches	62,5
Farines bises	12,5
Issue, déchets et perte	25

Ces divers produits sont répartis comme il suit :

	p. 100
Farines supérieures	56,5
Farines premières	6
Farines bises premières	9,5
Farines bises secondes	3
Issues	23,5
Déchets et perte	1,5

Farine et son. — Ce qui caractérise le mieux une farine, c'est son *taux de blutage*, c'est-à-dire le rendement en farine pour 100 kilos de blé. La farine est dite blutée à 60, 72 ou 85 p. 100, suivant que 100 kilos de blé, donnent 60, 72 ou 85 kilos de farine.

Les chiffres suivants ont été admis pour la composition moyenne du grain de blé, les premiers furent déterminés par AIMÉ GIRARD (1) les seconds par le même auteur avec la collaboration de M. FLEURENT (2).

	1	2
Enveloppe	14,36	15,56
Germe	1,43	1,43
Amande	84,21	83,01

Il semble donc, en théorie, qu'il doive être possible de retirer de 83 à 85 p. 100 de farine. Dans la pratique, il n'en est plus ainsi ; l'étude microscopique du *son* permet de se rendre compte qu'il est formé, non seulement de l'enveloppe entière du grain, mais *qu'il entraîne toujours avec lui l'assise protéique sous-jacente*. La proportion de cette assise est évaluée en moyenne à 8,5 p. 100, ce qui abaisse le rendement maximum possible d'autant. Il est donc matériellement impossible d'obtenir plus de 75 à 77 p. 100 de farine pure. Industriellement, ce rendement oscille aux environs de 72 p. 100. Avant la guerre, les bonnes farines étaient blutées à ce taux. Malheureusement, peu à peu, l'habitude s'était établie de ne plus retirer pour les pains de fantaisie que la farine des parties centrales de la graine, c'est-à-dire les plus pauvres en gluten et le blutage atteignait seulement 50 à 65 p. 100.

(1) AIMÉ GIRARD. Composition chimique et valeur alimentaire du grain de froment. Paris 1884.

(2) E. FLEURENT. La science dans ses rapports actuels avec les industries. Nancy 1903.

Pendant la guerre, le taux d'extraction fut successivement porté, en 1916, à 77 p. 100 puis, en 1917, à 85 p. 100. Cette dernière mesure, basée sur la théorie, est un non-sens; elle introduit inutilement dans la farine une notable proportion de son. Le refus au tamis 90 sur lequel restent la plupart des débris de son dans les farines bien faites est significatif; voici les résultats obtenus avec trois types de belles farines :

	Refus p. 100.
Farine 72 0/0 (1914)	0
Farine 77 0/0 (1916)	0,68
Farine 85 0/0 (1917)	8,56

Il a fallu, en outre, tenir compte, depuis la guerre actuelle, en raison du manque d'importation de grains étrangers d'une part et d'engrais d'autre part, des mauvaises conditions de la culture et de l'infériorité des blés du pays. C'est ainsi que deux d'entre eux, analysés par nous, présentaient la structure suivante :

	1	2
Enveloppe	20,0	22,0
Germe	2,0	1,8
Amande	78,0	76,2

En voulant bluter à 85 p. 100 de tels blés, on introduit des proportions de son beaucoup plus fortes que lorsqu'on opère avec des blés ayant la composition type donnée plus haut. C'est donc une erreur de croire que tous les blés peuvent être blutés au même taux. Nous avons déjà souligné cette différence de rendements possibles en parlant des diverses variétés de blés (durs, demi-durs et tendres).

Composition chimique des farines. — Nous donnons ci-dessous, les analyses des trois types des farines les plus courantes, dont nous venons de parler.

Analyses de quelques farines de blé.

(Composition pour 100)

Taux d'extraction	72 0/0	77 0/0	85 0/0
Refus au tamis 90	0	0,68	8,56
— 120	0,42	7,17	3,29
— 150	1,20	12,69	11,92
Passage au tamis 150	98,38	80,06	76,23
Humidité	12,83	12,47	13,62
Cendres	0,59	0,53	0,58
Phosphates en $P^2 O^5$	0,05	0,07	0,09
Matières grasses	0,91	1,09	1,43
Matières hydrocarbonées (en amidon)	75,00	73,33	67,80
Matières protéiques	7,12	9,18	10,68
Azote total	1,14	1,47	1,71
Gluten desséché	9,32	11,34	11,71

Préparation de la pâte. — Les opérations qui viennent ensuite, préparation de la pâte et cuisson, sont le fait du *boulanger*; les principes qui les régissent n'ont pas varié depuis les temps les plus reculés. Il faut : 1° *hydrater la farine*, 2° *la faire lever*.

L'introduction de l'eau nécessaire à l'hydratation se fait par *pétrissage*, la fermentation est produite simultanément ou séparément par addition de *levure* (de bière ou de grains) et de *levain*.

On donne le nom de *levain* à une portion de pâte prélevée à la fin de chaque pétrissage. Après 9 heures de conservation à une température favorable, le volume a plus que doublé ; on obtient ainsi le *levain de chef* qui est additionné de farine et d'eau en quantité suffisante pour doubler une deuxième fois le volume ; il prend le nom de *levain de première*. Au bout de six heures, celui-ci reçoit encore farine et eau et constitue ainsi le *levain de seconde*. Par une opération analogue, on prépare le *levain de tout point* dont le volume doit atteindre le tiers d'une fournée en été et la moitié en hiver.

Le pétrissage, qui se faisait autrefois à la main dans des

pétrins, sortes d'auges en bois ou de demi-cylindres horizontaux, comporte les manipulations suivantes :

Au levain, d'abord délayé dans de l'eau tiède, on ajoute, s'il y a lieu, un peu de levure, puis la farine est introduite peu à peu pendant que le mélange est agité vigoureusement (*phrase*). On ratisse alors le pétrin, puis on réunit la pâte en une seule masse qu'on relève de droite à gauche, puis de gauche à droite (*contrephrase*). La pâte est soulevée, repliée sur elle-même pour l'élever, puis l'opérateur la laisse retomber avec effort sur les parties déjà travaillées.

Aujourd'hui l'agitation se fait mécaniquement. On évite ainsi l'introduction de la sueur de l'ouvrier pétrisseur et, ajoute M. le Professeur Armand Gautier (1), « les produits de la toux » et « les squames épidermiques ». La conclusion s'impose ; seul, le pain préparé à la machine est véritablement hygiénique.

Quoi qu'il en soit, on arrive à faire absorber à la farine 60 à 70 p. 100 d'eau ; les parties solubles (dextrine, sucres et sels) se dissolvent, les parties insolubles (gluten et amidon) se gonflent. Le rôle du *ferment alcoolique* introduit est facile à expliquer ; il attaque le sucre dissous en donnant de l'alcool et du gaz carbonique. On dit alors que la pâte *lève* : en effet, le gaz carbonique qui ne peut se dégager étire la matière en formant des millions d'alvéoles qui donnent à la pâte l'aspect d'une éponge. C'est ici que l'élasticité du gluten intervient, communiquant au pain sa porosité et sa légèreté. Après repos d'une heure ou deux, la pâte est découpée en morceaux ou *pâtons* plus ou moins gros qui sont placés dans des corbeilles d'osier (*pannetons*) saupoudrées de farine ou de poudres inertes (*fleurages*). On laisse la pâte *subir* son apprêt dans une armoire voisine du four ; après quoi, on procède à la cuisson.

Signalons qu'à la place de ferment on introduit parfois dans la pâte la *poudre à cuire d'Horsford*. Cette poudre se compose de deux éléments : l'un acide (phosphate acide de

(1) Armand Gautier — *L'Alimentation et les Régimes*, 3e édition, Paris 1908.

chaux et de magnésie), l'autre alcalin (bi-carbonate de soude) qui, mélangés au moment du besoin, donnent artificiellement le gaz carbonique nécessaire pour faire lever la pâte. Le pain qu'on obtient ainsi ne renferme pas les diastases apportées par le levain et doit être considéré comme moins digestible.

Cuisson. — Les pâtons préparés sont introduits à l'aide d'une pelle de bois plate et munie d'un long manche dans un four convenablement chauffé où la température atteint ordinairement 220 à 250°. Ces fours sont en brique et leur forme rappelle celle d'une ellipse aplatie. La sole presque horizontale est recouverte d'une voûte surbaissée. En avant, une porte sert à la fois pour l'entrée des pains, l'introduction du combustible, le défournement du pain et le nettoyage de la sole.

Le combustible employé est ordinairement du bois sec (bouleau et sapin) capable de donner une flamme claire et vive. Aussitôt le feu allumé, on ferme la bouche du four; le tirage se fait par les *ouras* ou conduits qui s'ouvrent dans le four et passent sur la voûte pour aboutir à la cheminée.

Quand la température est assez élevée, la braise retirée est enfermée dans des *étouffoirs* pour la récupérer; puis, la sole étant nettoyée, on enfourne le pain.

La cuisson varie, suivant la grosseur des pains, de 35 minutes à 1 heure. Il y a, pendant ce temps, volatilisation d'une certaine quantité d'eau et de l'alcool de fermentation. Les bulles de gaz carbonique enfermées dans la pâte se dilatent et donnent des yeux au pain, tandis que l'amidon s'hydrate et se gonfle en empruntant de l'eau au gluten qui peu à peu perd son élasticité et se coagule.

Les parties extérieures, plus chauffées que les parties internes qui donnent la *mie*, subissent des modifications plus profondes. L'amidon est en partie transformé en dextrine et en sucres qui, avec le gluten desséché, constituent la *croûte*.

En France, chacun fut d'abord libre de cuire son pain comme il l'entendait. Sous les Carlovingiens, le droit d'avoir un four fut réservé aux seigneurs ; sous les Capétiens, il devint le privilège des communes. Il y avait en divers endroits un *four banal*, c'est-à-dire commun à tous, où chaque famille apportait les pâtons qu'elle avait préparés pour les faire cuire moyennant une certaine redevance.

La banalité des fours, considérée comme privilège, fut abolie par Philippe IV : mais c'était une institution si bonne en elle-même et si avantageuse qu'elle se maintint longtemps dans un grand nombre de villages.

CHAPITRE III

PANIFICATION DIRECTE

En opérant à des taux de blutage raisonnables, les cylindres enlèvent totalement l'embryon et l'assise protéique qui adhère au son; la meule en écrase seulement une petite partie qui se mélange avec la farine. Les diastases du grain se trouvent donc presque toutes éliminées de ce fait; on a essayé différents procédés dans le but de les faire passer dans la farine.

L'augmentation du taux de blutage est un pis aller, l'introduction d'une faible partie de ces produits entraînant avec elle une importante addition de son. Certains pourtant, parmi lesquels il faut citer Kneipp, n'hésitèrent pas à pousser ce système à l'extrême et, pour avoir toute la couche contenant les diastases, broyèrent le grain sans résidu (blutage à 100 p. 100). Mège-Mouriès avait imaginé plus rationnellement la manière d'opérer suivante qui n'offrait pas l'inconvénient de faire absorber le son.

Procédé Mège-Mouriès. — La mouture se fait comme d'habitude à 72-75 p. 100, mais les issues sont divisées en deux parts; le son le plus gros est séparé du reste, qu'il appelle *gruau gris* et qui contient, d'après lui, la plus grosse partie de la céréaline. C'est ce *gruau gris* que l'auteur traite par de l'eau à 25 degrés légèrement glucosée dont la fermentation alcoolique a été tout d'abord amorcée à l'aide de levure. Ce mélange est abandonné 8 heures dans un endroit tiède, puis passé au tamis de soie qui arrête le son. L'eau amyl. ée qui passe est additionnée de sel et employée pour pétrir la farine.

Ce procédé tient en quelque sorte le milieu entre la panification indirecte et la panification directe; il passe par l'intermédiaire farine, mais traite également le son. Il nous servira de transition.

Procédé italien ou de Bergame. — Les nécessités de la guerre obligèrent les Italiens à franchir le pas devant lequel Mège-Mouriès avait hésité. Ils supprimèrent radicalement la meunerie et passèrent franchement au mode de panification directe. Malheureusement *ils introduisirent du même coup toute l'enveloppe* du grain et firent ainsi retour en quelque sorte à la méthode Kneipp. Le blé mouillé avec de l'eau à 25°, est abandonné de 24 à 48 heures pendant lesquelles un début de germination se fait, tandis que des fermentations diverses se produisent. Il est ensuite broyé entièrement et transformé par la cuisson en un pain compact et roux nécessitant une longue mastication.

Ce procédé présente, néanmoins, comme toute panification directe, l'avantage de mieux hydrater l'amidon, le contact avec l'eau étant prolongé, et de donner toutes les diastases naturelles du blé.

Méthode Pointe. — Découlant logiquement des deux procédés exposés ci-dessus, la méthode Pointe permet d'obtenir un pain *contenant l'assise protéique et le germe mais ne contenant pas de son.*

Le principe, brièvement exposé, est le suivant : partir du blé tel qu'il est récolté, le nettoyer mécaniquement sous un courant d'eau, lui faire absorber par macération à 50° la quantité d'eau nécessaire à son hydratation complète en présence d'une trace de levure alcoolique (dont le développement doit empêcher les fermentations secondaires nuisibles), l'écraser et le dépulper sur un tambour en toile métallique qui sépare mécaniquement et complètement l'enveloppe de la pâte amylacée et azotée.

Nous donnons ci-dessous le détail des trois opérations

ANALYSE DES BLÉS ET PRODUITS CORRESPONDANTS

	RÉSULTATS POUR 100								
	OBTENUS PAR M. POINTE (AVEC LA COMPOSITION DU PRODUIT DESSÉCHÉ)						OBTENUS PAR LA MINOTERIE BLUTAGE A 85 0/0		
	BLÉ		SON		PATE		BLÉ	SON	FARINE
	FRAIS	SEC	FRAIS	SEC	FRAICHE	SÈCHE			
Humidité	12,26	0,	52,00	0,	47,24	0,	13,38	12,98	13,62
Cendres	1,82	2,07	1,44	3,00	0,51	0,96	1,67	5,98	0,58
Phosphates en P^2O^5	0,27	0,31	0,25	0,52	0,07	0,13	0,32	0,72	0,09
Matières grasses	1,64	1,87	1,00	2,08	0,78	1,47	1,64	2,47	1,43
Matières hydrocarbonées saccharifiables (en amidon)	66,60	75,22	26,40	55,00	42,67	80,87	64,28	34,91	67,80
Matières protéiques	9,56	10,89	5,18	10,81	5,81	11,00	10,75	10,81	10,68
Azote total	1,53	1,74	0,83	1,73	0,93	1,76	1,72	1,73	1,71
Gluten desséché	8,08	9,21	—	—	4,71	8,93	8,97	—	11,74

nécessaires, d'après l'exposé qu'en fit M. le Docteur Doléris à l'Académie de Médecine.

« A. *Nettoyage du blé.* — Il se fait à grande eau, par un système de simple barattage. Le grain est libéré des poussières et des germes de moisissures ou autres, logés dans la *rainure* et dans la *brosse*, opération très compliquée en meunerie, à sec; ici très facile.

« Elle permet la désinfection du blé par des agents appropriés, dont une rapide lévigation ultime le débarrasse.

« B. *Macération.* — Elle se fait en un récipient à chaud contenant de l'eau à 50° centigrades et la conservant à la même température (marmite norvégienne) pendant 12 heures environ. Au bout de ce temps, le blé a absorbé 70 p. 100 de son poids d'eau, ce qu'on peut vérifier par un prélèvement et une pesée.

« C. *Tamisage du blé macéré.* — C'est un procédé d'écrasement, très aisément pratiqué par pression rotative au moyen d'un cylindre troué, doublé d'un fin grillage métallique. La pulpe pâteuse traverse les parois du cylindre et se rassemble dans son intérieur; le son est retenu à l'extérieur de la toile métallique qu'il ne peut traverser ».

La pâte est additionnée de levain ou levure et de sel, puis mise au repos, en pannetons, pendant 25 ou 30 minutes pour la *pousse* ou fermentation, et ensuite enfournée.

Le son, mis en tourteaux, est facilement desséché; il peut être employé pour les usages habituels et en particulier pour la nourriture du bétail.

Une opération, commencée le soir, donne le lendemain, à la même heure, le pain terminé.

Examen chimique (1). — Nous avons fait simultanément et comparativement les analyses chimiques du blé employé par M. Pointe, des produits qu'il en retire (son et pâte), et d'un blé de même origine, ainsi que des produits de mouture qui en dérivent après blutage à 85 p. 100 (voir tableau).

(1) M. Leprince et R. Lecoq. Sur la panification directe, méthode Pointe. Communication faite à l'Académie de Médecine dans la séance du 26 mars 1918.

Le blé employé pour la panification directe, provenant d'un petit blé de l'Orléanais, était pauvre en matières azotées, le blé transformé en farine était de qualité moyenne.

Il ressort de l'examen de ces résultats que la pâte, ainsi préparée, est aussi riche en matières amylacées et en matières azotées que la farine qu'il aurait été possible de retirer du blé en le blutant à 85 p. 100.

Sous peine d'avoir une mauvaise panification, il importe de conserver au gluten son élasticité. Le traitement nouveau n'altère pas les propriétés du gluten. Le chiffre trouvé pour cet élément (8 gr. 93 p. 100) dans la pâte 3 à 4 heures après avoir été retirée de la machine, est d'autant plus normal qu'il faut tenir compte de la transformation progressive et lente qui intervient aussitôt le pulpage commencé. Le lendemain nous n'avons plus trouvé que 4 gr. 18 p. 100 et, trois jours après, il était totalement impossible de le réunir.

Si, abandonnant le point de vue *chimique*, nous examinons ces résultats au point de vue *physiologique*, nous constatons que cette pâte présente *l'avantage de devoir toute sa richesse à des produits retirés de l'amande du blé*, tandis que la farine à 85 p. 100 en emprunte une partie aux éléments de l'enveloppe (inassimilables) qu'elle entraîne avec elle.

Les différences de constitution des grains que nous avons indiquées empêchant de bluter les farines à un taux uniforme, ce procédé d'extraction supprime toute hésitation puisque seule l'amande est susceptible de traverser le tamis. On a donc automatiquement le rendement maximum sans risquer de le jamais dépasser.

Il est à souhaiter qu'une mise au point industrielle permette de faire cette extraction dans les meilleures conditions possibles et rende l'emploi de cette méthode facile pour le boulanger et pour le producteur faisant directement son pain avec son blé.

CHAPITRE IV.

LES PAINS DIVERS ET LEUR VALEUR NUTRITIVE

Le *pain* doit être léger, levé et cuit à point. Dans ce cas, l'hydratation varie de 30 à 35 p. 100. Cependant, nombreux sont les boulangers qui chauffent davantage leur four afin de *saisir* la surface du pâton et de pouvoir ainsi le retirer plus tôt ; par ce moyen, ils lui font garder une quantité exagérée d'eau.

Le pain qui vient d'être refroidi au sortir du four est *tendre* ou *frais*, sa mie est alors facilement mise en boules susceptibles de se souder par pression. Peu à peu, avec le temps, sa texture change, il s'émiette sous les doigts ; on dit alors qu'il est *rassis*.

M. Fleurent formulait ainsi les enseignements de la science moderne : « extraire du blé le maximum de farine présentant le maximum de valeur alimentaire » ; tel a été et tel reste le but de la meunerie. Elle n'a pu jusqu'ici y parvenir qu'imparfaitement, c'est ce qui est la cause initiale des perpétuelles discussions entre les partisans des farines de meules et ceux des farines de cylindres.

La plupart *n'admettent comme panifiable que l'amande du grain de blé à l'exclusion du son.* Il est, en effet, démontré que l'enveloppe du blé traverse le tube digestif humain à peu près inattaquée. Physiologiquement, cela se conçoit aisément, le péricarpe et le tégument ne sont que des tissus de protection.

La richesse du son en éléments azotés est donc illusoire

puisqu'ils sont inassimilables pour l'homme ; il ne reste à son actif que des propriétés laxatives prononcées et la présence d'un peu de phosphates dialysables à travers les parois des cellules. La faible proportion de phosphates qu'il est susceptible d'apporter ne légitime pas son introduction dans le pain, d'autres aliments peuvent en fournir davantage.

L'*amande*, elle-même, est décomposable en trois parties : le germe, l'assise protéique ou assise épidermique de l'albumen et l'albumen proprement dit.

Dans les blutages peu élevés (50 à 65 p. 100), seul le *centre de l'albumen* (pauvre en gluten, riche en amidon) est retiré. C'est cette farine qui, avant la guerre, servait à préparer une sorte de pain blanc, mieux désigné sous le nom de pain de *luxe* ou de *fantaisie*. Peu nutritif à cause de sa faible teneur en gluten, il ne convient guère qu'aux consommateurs riches, capables de compenser cette déperdition par des éléments azotés plus chers.

Si on poursuit le blutage d'un blé d'où on a tiré la première farine jusqu'à 72-75 p. 100, la seconde farine, provenant des *assises externes de l'albumen* (moins farineuses, plus riches en gluten), est *grise* et donne une sorte de *pain bis* plus nourrissant.

Le *pain de ménage* est celui qui est obtenu avec le mélange de la totalité des farines extraites du grain ; c'est, par conséquent, le seul rationnel ; il contient tous les éléments de l'albumen farineux. Bluté à 70-72 p. 100, il est encore *blanc* ; au-dessus, il devient plus ou moins *bis*. Ces termes ne désignent donc que la couleur ; généralement, plus le pain est coloré, plus il est riche en gluten parce qu'il renferme une plus grande proportion des assises externes.

C'est dans l'*assise protéique* et dans le *germe* que se trouvent localisées les diastases que M. le Docteur Monteuuis voudrait faire passer dans le pain à cause de leur *énergie vitale* (1). Elles sont, en effet, de par leur rôle physiologique, destinées à rendre assimilable le contenu de l'albumen.

(1) Docteur Monteuuis. Le vrai pain de France, Nice 1917.

L'*assise protéique* est très riche en aleurone (élément azoté) ; mais elle reste adhérente au son dans les modes de mouture actuels.

Le *germe* renferme, d'après Aimé Girard, toute une gamme de produits azotés assimilables de « valeur nutritive réelle », des produits hydrocarbonés solubles (dextrine et gomme), des matières minérales riches en acide phosphorique et une grosse proportion de matière grasse. Malheureusement, cette huile « sirupeuse au moment où elle vient d'être extraite et douée à ce moment d'un parfum de noisette déclaré, ne tarde pas à se modifier au contact de l'air; en deux ou trois jours, elle devient visqueuse, épaisse et bientôt se montre remplie de matière résineuse solidifiée et insoluble dans la benzine. En même temps, le parfum agréable qui la caractérisait à l'origine disparaît, pour faire place à l'odeur connue des graisses rancies. »

Cette huile est si abondante, qu'elle est extraite industriellement des embryons de blé, en Amérique, dans des usines spéciales de dégermage. Enfermée dans les cellules du germe, elle y demeure très longtemps inaltérée ; mais, dès que les engins du meunier la font exsuder, elle se dissémine dans la farine et subit rapidement la transformation décrite ci-dessus.

Pour avoir l'*assise protéique*, il faut augmenter le taux du blutage et en même temps introduire une partie de l'enveloppe. Or l'*oxydase* que cette assise contient agit sur une matière soluble contenue dans le son pour y fixer l'oxygène et la transforme ainsi en un produit fortement coloré en noir.

Donc, pour l'assise protéique, comme pour le germe, l'avantage de leur présence est contrebalancé par un inconvénient.

Systématiquement. la *minoterie à cylindres* travaillant dans des conditions de rendement normal, les élimine complètement; le pain qui en résulte en est donc privé. La *meule* au contraire, de par son mode opératoire, en fait toujours passer une petite quantité dans la farine. Les partisans de chaque procédé trouvent ainsi des arguments pour appuyer leur préférence.

Si le blutage est plus élevé que la normale (85 p. 100), on arrive au *pain de guerre*, actuellement préparé. La proportion de son qu'il renferme n'est manifestement supportée que par les gens d'estomac robuste, aussi a-t-on essayé différents procédés pour neutraliser cette nocivité; on a proposé successivement l'addition de chaux et de glucosate de chaux.

Nous avons vu, dans le chapitre précédent, qu'avant la guerre, le pain intégral (1) préparé avec la *farine entière* (blutage à 100 p. 100) rencontrait de chauds défenseurs. Pour les raisons énoncées plus haut, ce pain ne peut convenir qu'aux personnes constipées.

Nous devons à la panification directe le *pain de Bergame* (procédé italien) qui réunit tous les inconvénients de ce *pain intégral*; il y joint le gros défaut de constituer un excellent milieu de développement pour toutes les fermentations secondaires nuisibles (butyrique, lactique et autres). En revanche, il a l'avantage d'apporter tous les principes de l'amande et de donner un amidon rendu plus assimilable par une hydratation prolongée... à la condition toutefois d'être bien mastiqué car ce pain lève difficilement. Nous avons à remercier M. le Professeur Lindet de ne pas être obligés d'absorber tout le son de notre blé; il y a lieu de lui être reconnaissant en effet, d'avoir montré, les inconvénients de ce procédé.

Le pain obtenu par la méthode Pointe, qui mérite véritablement le nom de *complet* (à condition de l'opposer au *pain intégral*), présente tous les avantages du précédent sans offrir aucun de ses inconvénients.

Chimiquement, ce pain, quoique préparé avec du blé de qualité inférieure, se révèle, comme le montre le tableau ci-dessous, de composition comparable à celle des produits

(1) A tort, on a qualifié le *pain intégral* de *complet* : à notre avis ce nom doit être réservé au pain contenant toute l'amande du grain et uniquement l'amande.

de boulangerie actuellement vendus. Nous avons déjà fait ressortir que sa supériorité provenait du remplacement des substances azotées du son — produit de déchet — par les éléments azotés de l'amande habituellement rejetés.

Analyses de Pains

	PAINS POINTE		PAINS DE BOULANGER			
	1	2	3	4	5	6
Humidité	29,01	33,17	38,72	37,04	35,09	36,55
Cendres.	1,56	1,57	1,66	1,27	1,61	1,21
Phosphates en $P^2 O^5$ . .	0,29	0,28	0,19	0,29	0,30	0,33
Matières grasses. . . .	0,31	0,31	0,25	0,22	0,28	0,23
Matières hydrocarbonées (en amidon).	54,05	49,97	45,27	41,55	45,22	39,50
Matières protéiques . .	7,93	7,37	6,06	7,67	8,43	5,75
Autres matières organiques	7,14	7,61	8,04	12,25	9,37	16,36
Chlorure de sodium . .	0,72	0,69	0,95	—	0,50	—

Le pain de M. Pointe lève bien ; il est léger, savoureux, très nutritif; son hydratation plus profonde le rend plus digestible et lui permet de se conserver frais plus longtemps que le pain ordinaire. La mie blanche présente quelques points peu colorés provenant de l'assise protéique et non pas de l'enveloppe. M. le Docteur Doléris, le présentant à l'Académie, l'a justement qualifié de *parfait*. « Il contient, ajoute-t-il, l'intégralité des matières alibiles du pain de boulanger, avec, en plus, l'huile et les protéines très instables du germe. » Il est à souhaiter qu'il devienne le pain de l'avenir.

Il convient d'envisager, pour terminer, la *valeur nutritive* du pain, prise en elle-même. Certains ont voulu en faire un *aliment complet* « susceptible, à lui seul, d'entretenir indéfiniment la vie. » C'est aller beaucoup trop loin. Les proportions des matériaux utilisables sont inharmoniques.

Il y a toujours, par rapport aux matières azotées, un excès très sensible de matières hydrocarbonées et un manque très appréciable de matières grasses. Il faut donc voir dans le pain, un aliment commode, devenu par l'habitude indispensable, mais auquel il est nécessaire d'adjoindre, *pour le compléter*, des graisses et des protéines étrangères. C'est du reste ce qui a donné lieu à la fabrication de pains plus riches en matières azotées obtenus en additionnant la pâte de *gluten* ou de *caséine* sèche.

Paris. — Imp. Vigot Frères, 23, rue de l'École-de-Médecine

www.ingramcontent.com/pod-product-compliance
Ingram Content Group UK Ltd.
Pitfield, Milton Keynes, MK11 3LW, UK
UKHW021957260726
13994UKWH00004B/1809